Balthasar Kappaufs Sammelsurium

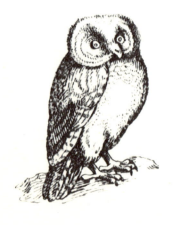

Balthasar Kappaufs

SAMMEL SURIUM

Sympathetische Mittel in
verschiedenen Krankheitsverhältnissen
und für nützlichen Gebrauch zu
mannigfacher Gelegenheyt
in Haus und Hof

Mit allerley authentischem Bildwerck
versehen von
Maximilian Reinhart, Graphikus

Herausgegeben von
Martin Teschendorff, Dipl.-Nostalgiker

im Verlag Passavia zu Passau

Verlag Passavia Passau
Satz, Druck, Einband:
Passavia Druckerei AG Passau
© 1973 Printed in Germany
ISBN 3 87616 036 7

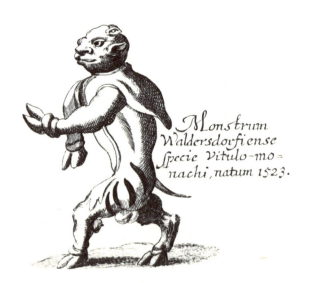

Monstrum
Waldersdorfiense
specie Vitulo-mo-
nachi, natum 1523.

Vorbericht

Das muß schon eine harte Rasse sein, die es verträgt, entzündete Finger zwecks Heilung mit Kot zu bestreichen oder ähnliche appetitliche Mittelchen anzuwenden, welche sie dazu auch noch Sympathiemittel oder aber sympathetische Mittel nennt. Weder Rasse noch Mittel sind bisher ausgestorben. Noch heute schwört manch alter Gebirgsbauer auf seine „Dreckapotheke". Wir dürfen's aber dahingestellt sein lassen, ob er trotz seiner Mittel am Leben bleibt, ob ihm der Glaube daran hilft oder die Tropfen der Medizin, die ihm aufgeklärte Angehörige heimlich ins Bier oder unter die Suppe mengen.

Weniger der Glaube als viel eher Spaß am Skurrilen und Althergebrachten treibt jetzt ausgerechnet junge Medizinstudenten dazu, gute Kunden bei dem kunstfertigen Mann zu werden, der in Oberösterreich immer noch „Fraisenketten" herstellt, mit denen sich die angehenden Magister und Doktores so gern schmücken. Früher hängte man diese Ketten Kleinkindern um den Hals oder an die Wiege, um sie vor der „Frais" zu bewahren, einer Krankheit, die wahrscheinlich nur auf einseitige Ernährung zurückzuführen und sehr verbreitet war.

Wie die „Frais", „Freiß" oder „Freisen" erschien unseren Vorfahren vieles äußerst rätselhaft, was uns sonnenklar ist. Sie lebten in Furcht vor unerklärlichen Vorfällen, und Krankheiten wurden mit Recht weit mehr als heute gefürchtet. Auch Mißgunst, Neid und der damit verbundene „böse Blick" waren Anlaß ständiger Ängste. So ändern sich die Sorgen. Wir zittern heute vor Steuer- und Benzinpreiserhöhungen, ohne aber Sympathiemittel dagegen zu kennen.

Unsere Altvorderen suchten also Mittel, ihre Ängste loszuwerden. Das Nicht-Wissen um Ursachen und Hintergründe führte sie zum Glauben an Schutz- und Heilmittel. Dabei mischte sich recht bunt religiöser Glaube mit Aberglauben.

Allerlei Wurzelzeug, Kräuter, Asseln, Käfer und anderes totes oder lebendes Getier, Haare, Blut und auch Exkremente mußten herhalten, um Heil, Heilung zu bringen. Unerklärliches mußte natürlich mit Geheimnisvollem behandelt werden. Auch schuf man sich Amulette und meinte, durch den Verzehr geweihter Dinge dem Übel von innen her zu Leibe rücken zu können. Schluckbildchen oder Eßzettel – in Bögen wie Briefmarken gedruckt – hatten angeblich Heilkraft, wenn sie mit dem darauf wiedergegebenen Gnadenbild tatsächlich in Berührung gekommen waren. Man gab sie auch dem Viehfutter bei.

Ähnlich, aber sehr unheilig, waren Schutzzettel, die es schon im Dreißigjährigen Kriege gab, wo sie in Verballhornung des Wortes „Pessulant" zurückgesie „Passauer Kunst"; eine Bezeichnung, die auf Verbalhornung des Wortes „Pessulant" zurückgeführt wird. So nämlich nannte man damals in der Studentensprache den Zauberkundigen. Andererseits gilt als eigentlicher Erfinder jener Schutzzettel der Passauer Student Christian Eisenreiter. Und der Henker Caspar Neithardt aus Passau besserte seine Einkünfte durch den Verkauf von diesen Zetteln auf, als der spätere Kaiser Matthias 1611 bei Passau ein Heer sammelte. „Teufel hilf mir, Leib und Seel geb ich Dir!" lautete die Aufschrift.

Zurück zu unseren sympathetischen Mitteln, die jedenfalls keinen Pakt mit dem Teufel zum Ziel hatten. Man kann ihnen auch jene Schabe-Madonnen zurechnen, die – aus Ton oder Holz geformt – als Amulett getragen wurden. Bei Bedarf schabte man einiges von ihnen ab und nahm diesen Staub ein. Der Besitzer verzehrte also nach und nach sein heilkräftiges Amulett.

Wurde gewissen Materialien Heiligkeit = Heilkraft angedichtet, so gab es außer der Material-Heiligkeit auch noch Heilkräfte, die in der Form lagen. Die „Neidfeige" ist ein gutes Beispiel dafür. Diese Nachbildung einer Hand, bei der der Daumen zwischen Zeige- und Mittelfinger geklemmt ist, sollte es ihrem Besitzer ersparen, ständig mit solcher Handhaltung umherzulaufen, um sich vor dem bösen Blick zu schützen. War die Neidfeige aus Koralle, erhielt sie also zusätzliche Material-Heiligkeit, weil die rote Koralle auch noch das Blut schützen sollte. So einfach war das. Nun, in vielen Fällen wird der Glaube an Schutz- und Heilkräfte wenigstens die Bereitschaft zur Heilung gefördert haben.

Rezepte für Sympathiemittel gingen von Mund zu Mund, von Hof zu Hof. Gescheite Leute sammelten sie ganz bewußt. Wie zum Beispiel unser Balthasar Kappauf.

Wenn der geneigte Leser bisher geglaubt haben sollte, der Name sei eine recht gut gelungene Erfindung, so irrt er. Balthasar Kappauf leibte und lebte vom 19. Januar 1813 an, als er in Masch/Fichtelgebirge das Licht der Welt erblickte, bis zu seinem letzten Schnaufer am 9. August 1880 in Hohenhard bei Marktredwitz. Vielleicht fehlte ihm nur das richtige sympathetische Mittel gegen seine Brustfellentzündung. Wer weiß.

Vor hundert Jahren begann er systematisch mit dem Sammeln und Festhalten bäuerlicher Rezepte und Regeln, die er mit feiner Handschrift in seine Notizbüchlein eintrug und

Sympathetische Mittel
in verschiedenen Krankheitsverhältnissen
1873

nannte. Eigentlich war er ein Gütler. Doch zog es ihn weit mehr als zur Landwirtschaft zum Geistigen. Schon frühzeitig war er des Lesens und Schreibens kundig; in jeder freien Minute fand man ihn über seinen Büchern. Was Wunder, daß er im wahren Sinne des Wortes zum viel gefragten Mann wurde. Heute würden wir ihn als „All-round-man" bezeichnen. Jenen, die nicht schreiben konnten, setzte er Briefe auf und half ihnen beim „Behördenkram", anderen verfertigte er Gedichte für festliche Gelegenheiten. Da mußte ja sogar die Obrigkeit auf ihn aufmerksam werden. Die Gemeinde Rothenfurt bot ihm denn auch eines Tages an, ihre Kinder zu unterrichten. Schulen waren damals im Fichtelgebirge dünn gesät, und selbst wetterharten Landkindern

117.

118.

119.

120.

121.

Originalseite aus Kappaufs Notizbüchlein

konnte man den Weg zur nächsten Schule oft nicht zumuten. Sie wuchsen ohne jeden Unterricht auf, bis Balthasar Kappaufs mobile Zwergschule gegründet wurde. Mit Eifer machte er sich ans Bildungswerk. Seine Schützlinge rief er heute in diesem, morgen in jenem Haus zusammen, denn ein Schulhaus stand dem Herrn Schulverweser leider auch nicht zur Verfügung. Auf diese Weise kam er herum, lernte die Probleme der Landleute kennen und notierte sich besagte Sympathiemittel, die ihm in vielen Lebenslagen nützlich erschienen.

Wie kam es eigentlich zur Bezeichnung „Sympathiemittel"? Sympathie – das ist nach modernem Sprachgebrauch Übertragung von Emotionen durch Mitfühlen. Durch Sympathie lassen sich bekanntlich Reize mit viel größerer Präzision als durch Disziplinierung oder Übung übertragen. Gefühlsübertragung ist eine Art Ansteckung. Wir kennen das: Ein fröhliches Gesicht macht fröhlicher, der Ausdruck von Trauer bei unserem Gegenüber stimmt uns herab. Mit Sympathiemitteln sollten also Gefühle übertragen werden. Im späten 17. Jahrhundert tauchte das Wort „sympathetisch" auf, ein Lehnwort im Bereich naturmystischer Vorstellungen von Körpern, Substanzen, Wesen, die durch verborgene Kräfte einen geheimen, nicht erklärbaren Einfluß ausüben.

Trotz Mond- und Marsreisen, Fernsehen und Elektronentechnik im Haushalt werden sympathetische Mittel in Süddeutschland und Österreich vereinzelt immer noch angewendet. Und da haben wir schon wieder so ein Wort, das im Zusammenhang mit den Mittelchen Bedeutung gewann. „Anwenden" hieß nämlich der Einsatz sympathetischer Mittel. Das Anwenden mußte ein bißchen geheimnisvoll und mystisch betrieben werden. Deshalb bedienten sich manche Leute nicht lediglich der Sympathiemittel selbst, sondern hantierten mit Hölzchen, Pferdezahn und Stein, wie auch ein guter Medizinmann nicht auf seine Utensilien verzichtet, die ihn aus der Masse der Unwissenheit herausheben. Anwenden, auch Wenden wurde zum Spezialgebiet einzelner Land- oder auch Stadtleute. Selbst heute noch geht man im Norddeutschen ja mit seiner Gürtelrose zum „Wenden" oder zum Besprechen. Manchen hilft's so- gar. Das macht eben die Sympathie.

Die sympathisch gestimmten Leser mögen also gü- tigst aufnehmen, was Balthasar Kappauf zum Nut- zen seiner Zeitgenossen und – unbewußt – zum Er- götzen der Nachwelt zusammentrug.

Zur Gesundheit!

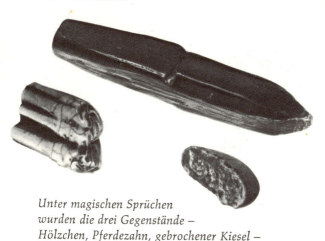

Unter magischen Sprüchen
wurden die drei Gegenstände –
Hölzchen, Pferdezahn, gebrochener Kiesel –
beim Wenden der Krankheit bewegt

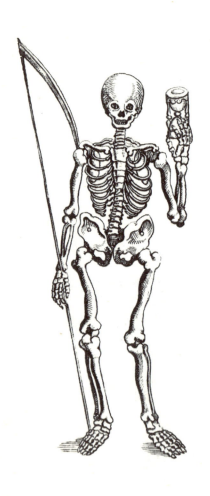

Verschiedene
Krankheitsverhältniſſe

ſo an Gliedern, Kopf und Zähnen,
Gemüth und Seele, Aug, Ohr, Hals und Naſe,
Verwundung und Brand, bey hitzigem Fieber,
Waſſer und Koth, Warzen und Malen

Krankheiten aller Art zu vertreiben

Man koche ein Stück Schweinefleisch so lange in dem Urin eines Kranken, bis daselbe ganz einge- kocht ist. Dann gieße man frischen Urin daran und koche ihn nochmal ein, worauf dies zum dritten Mal wiederholt und dann das Fleisch einem hungri- gen Hunde oder einem gefräßigen Schweine zum Fressen giebt. Das Thier erkrankt daran und stirbt, während der Kranke seine Gesundheit wieder er- langt.

Sehr bewährte Salbe

Nimm von einem weißen Gänser den Koth und den von einem Puther. Der Koth soll nicht in ein Wasser gekommen sein. Thue beides zusammen in eine Pfanne und siede es wohl durcheinander. Hernach seyhe es durch ein klares Tuch und lasse es stehen. Danach schmier damit Wunden, es hilft gewiß.

Ein hohes Alter zu erreichen

Im Herbst, und zwar zur Zeit der Tag- und Nacht- gleiche, gräbt man die Erde an der Wurzel eines fri- schen, kräftigen Eichbaumes auf. Sodann bohrt man an verschiedenen Stellen Löcher hinein. Alsdann muß man Zapfen hineinschlagen und gut verwahrte Krüge unter dieselben setzen. Dann wirft man das

Loch wieder zu und läßt Alles wieder ruhig liegen. Im Frühling gräbt man die Krüge wieder aus, die mit Eichensaft gefüllt sind. Dieser wird destilliert und alle Morgen nüchtern getrunken. Gut, um ein hohes Alter zu erreichen.

Gegen ansteckende Krankheiten

Wenn man eine Citrone mit Zucker in Rosenwasser kocht, bis sie aufplatzt und davon alle Morgen einen oder zwei Thee-Löffel voll nimmt, bleibt man vor Ansteckung sehr gesichert.

Podagra gründlich zu heilen

Nimm eine gute Handvoll Königskerzenkraut und ein Stück Kreide von der Größe eines Eies. Die Kreide stoße zu Pulver, gieße auf beides Wasser, worin der Schmied glühendes Eisen gelöscht hat und koche alles zusammen in einem Fischkessel eine halbe Stunde lang. Wenn es lauwarm geworden ist, bade der Kranke seine Füße darin; endlich grabe man ein Loch in die Erde, schütte Wasser nebst Kraut und Kreide hinein und scharre es wieder zu. Wenn es verfaulet ist, ist das Podagra verschwunden. Das Wasser, worin der Schmied glühendes Eisen gelöscht hat, in der Kunstsprache Stahlwasser genannt, ist ein in vielen Leiden anerkanntes Mittel. Dasselbe wird nun unterstützt durch Königskerzen-

15

kraut und Kreide. Nachdem durch das Bad der sympathetische Zusammenhang hergestellt ist, wird die Flüssigkeit zum Faulen vergraben. Durch das Faulen der sympathetischen Flüssigkeit soll nun, wie wir dies bei vielen anderen sympathetischen Mitteln kennen lernten, durch die Mitleidenschaft das Podagra gleichsam auch zum Faulen gezwungen werden.

Gegen Gicht und Rheumatismus

Man gehe 3 Tage hintereinander des Morgens vor Sonnenaufgang zu einem Fliederbusch, umfasse ihn und spreche: „Flieder, ich hab die Gicht und du hast sie nicht. Nimm sie mir ab, so hab' ich sie auch nicht; im Namen Gottes des Vaters usw."

Gegen Kopfgicht, Kopfreißen und sogenannte Flüsse

Suche einen Ameisenhaufen, der mit recht viel Eiern versehen ist, thue ihn in einen Sack, siede denselben in Regenwasser und binde ihn mitsamt dem Inhalt, so warm es zu erleiden ist, über oder um den Kopf, welchen du auch zuweilen mit Regenwurmöl einreiben kannst. Auch kannst du einen Kopflappen nehmen, ihn um den Kopf über die Stirn weg ziehen und ihn dann unter dem Kinn zusammenbinden, indem du feierlich ausrufst: „Ich zieh' +++ ich ziehe Fleisch und Blut zusammen."

Mittel gegen die Gicht

Man nehme einen Ameisenhaufen mit den Eiern von
der Erde in einen leinenen Sack, lege denselben in
eine Wanne oder einen Zuber und gieße siedendes
Wasser darüber. Wenn das Wasser so erkaltet ist,
daß man es ertragen kann, so bade man sich darin,
ohne daß man den Sack aus dem Wasser nimmt. Die
Bäder wiederhole man die folgenden Tage und nehme schweißtreibende Mittel beim Schlafengehn ein.

Gegen Rheumatismus am Arm

Nimm Ameisengeist, Salmiakgeist, Anquilotten-
geist und Regenwurmgeist zu gleichen Theilen und
wohl vermischt und reibe den leidenden Theil ein.

Rheumatismus zu heilen

Um das Gliederreißen zu heilen, lasse man kurz-
haarige Hunde bei sich liegen. Hat vielen geholfen.

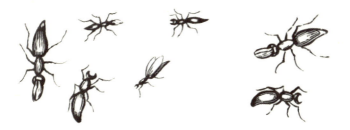

Gliederschmerzen zu stillen

Man erwärme das Fett einer Katze, am besten das einer schwarzen, lege dies auf und reibe die Glieder damit wiederholt ein. Du kannst auch zwei Händevoll frischer Wacholderbeeren in einem Schoppen guten alten Weines zerstoßen, ein Trinkglas alten Branntwein daruntergießen, ein vierfach zusammengeschlagenes Tuch damit benetzen und dieß über das schmerzende Glied schlagen.

Einen bösen Kopf zu heilen

Man brenne in einem neuen Topf drei Kröten über einem starken Kohlenfeuer zu Pulver. Der Deckel des Topfes muß jedoch hermetisch verschlossen sein, was man dadurch bewirkt, daß man ihn gut mit Lehm bestreicht. Den Kopf reibt man tüchtig mit Schweinefett ein, dann streut man so viel Pulver auf, als hängen bleibt und bindet eine Schweineblase darüber. Nach 24 Stunden wird der Kopf heil sein, worauf er mit frischem Brunnenwasser gereinigt werden muß.

Gegen Kopfweh und Schwindel

Man trage stets eine mit Maulwurfsfellen gefütterte Mütze, hänge Eisenkraut an den Hals, befeuchte alte, aber reine Leinwand mit dem Wasser aus demselben und binde sie an die Stirn.

Für Kopfweh

Eine Mütze von Leinen oder anderem Stoff vier bis sechs Wochen lang auf den Kopf setzen und sie voll Schweiß werden lassen, bis sie völlig pappt. Nachdessen thut man sie herunter und setzt sie einem Toden im Sarge auf, bevor derselbe geschlossen wird.

Zahnweh

1. Hänge ein Stück Schwefelpapier um den Hals.
2. Bringe einen Schnecken in ein Tuch und lasse ihn über den schmerzhaften Zahn gebunden, sterben. Für die Pein in einem hohlen Zahn nehme man Zucker, Pfeffer, Kochsalz, von jedem eine Messerspitze voll. Alles fein gepulfert, halte es in einem Löffel über Licht, rühre es beständig um, bis es geschmolzen, mache daraus kleine Pillen und lege es in den hohlen Zahn. Dieß stillt den stärksten Schmerz.

Eber–Zahn
verhilft zu starken Zähnen

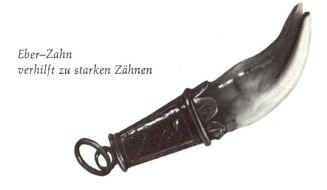

Für Zahnweh

Stochere mit einem neuen Nagel an den leidenden Zähnen, bis der Nagel bluthig ist. Schlage ihn dann im Keller ein, wo keine Sonne noch Mond hinscheint. Das Zahnweh wird aufhören.

Geschwulst vom Zahnweh

So heiß, als der Patient es vertragen kann, nehme er Charpie an die wehe Stelle im Munde, welche in einem Sud von Rattendreck, Mäusedreck und grünen Schlehen, in Essig mehrmals gewallt, getaucht worden ist. Zwei- bis drei Male zu applicieren.

Für Zahnweh

Den Zahn von einem Todenkopfe, den man vom Todengräber holen kann, kurze Zeit bei sich tragen. Aber denselben wieder an Ort und Stelle bringen, woher er genommen.

Zahnpein zu lindern

Katzenkraut, welches bei Neumond gepflückt, mit dem wehen Zahn kauen. Den Saft im Mund behalten. Auch kann man etwas Katzenkraut zwischen die leidenden Theile legen.

Zahn-Ziehen ganz ohne Gewalt

Ist die Zahn-Pein nicht erträglich und soll der Zahn gezogen werden, ohne daß man eine Zange verwendet, so berühre den Zahn mit dem eines Todten. Man achte, daß es sich um den gleichen handeln muß, welcher beim Lebenden schmerzt. Er wird bald ohne Schmerzen ausfallen.

Zahnschmerz für immer zu heben

Man wasche jeden Morgen sich die Ohren, zuerst hinter dem linken, dann dem rechten mit kaltem Wasser, so kalt als man es nur irgend haben kann und zwar ehe man einen anderen Theil des Körpers wäscht, am besten gleich nach dem Aufstehen, und schneide sich jeden Freitag morgen die Nägel an den Fingern. Am besten, wenn man am Charfreitage beginnen kann. 1000 von Menschen sind schon so geheilt worden.

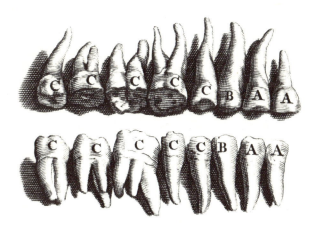

Gegen Trübsinnigkeit

Am frühen Morgen nüchtern den rechten Arm zur Ader lassen. Das Bluth wird in einem reinen Glase aufgefangen und hernach in die leere Schale eines frischen Eis gegeben, welches ausgeblasen wurde. Selbiges Ei lege man in Mist und lasse alles verfaulen. Der Befallene wird wieder frohen Muthes sein.

Gegen hinfallende Sucht

Ein sehr nützliches Mittel hiefür, welches schon häufig die Probe bestanden hat, ist ein Löffel voll Öl, was Tafel- oder Leinöl sein kann. Wenn Jemand dieses Leiden hat, und sobald er das Kommen des Anfalls merkt, sogleich einige Tropfen Öls nimmt, wird der gewiß nicht davon begriffen und nicht hinfallen. Wenn er aber schon gefallen ist, und man gibt ihm das Öl ein, so wird er alsbald von dem Anfall befreit sein.

Schwammhaube
aus gegerbtem Baumschwamm
Kopf- und Nervenleiden

Aus gegerbtem Baumschwamm wird eine Haube verfertigt. So man dieß nicht selbst kann, wird man sich nach einem Anwender umthun, der darin Übung hat. Die Schwammhaube wird dem Blödsinnigen aufs Haupt gesetzt, ist weich und schmiegsam, wird ihm wohltun. Die Sinnverwirrung weicht gewiß einem freundlichen Gemüthe. Auch werden Schwammhauben gegen Kopfweh und andere Krankheiten im Kopfe und der Nerven getragen. Sie nehmen die Schmerzen auf.

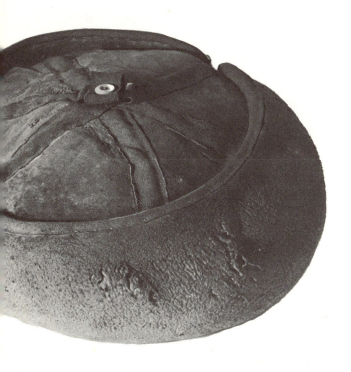

Amulett gegen Epilepsie

Trage folgende, auf weißes ungebrauchtes Papier geschriebene Zeichen bei dir:

Dieß auf die bloße Brust gelegt, wirkt wunderbar.

Gegen die Kröpfe

Versehe dich mit einem leinenen Tuch, welches rein ist und gehe dann hinaus in den Wald, wo an der Erde schwarze Schnecken herumkriechen. Wenn du eine solche gewahr wirst, so nimm das leinene Tuch hervor, fasse sie damit an und binde sie auf den Kropf, daß sie diesen unmittelbar berührt. Hier laß sie so lange, bis sie gestorben ist, was allerlängstens binnen 2 Stunden geschehen wird. Dann vergrabe sie an einem Ort, wo sie bald verwest. So wie das geschieht, wird auch der Kropf abnehmen.

24

Gutes Mittel gegen den Kropf

Weibern und Mannsleuten hilft gegen den Kropf ein probates Mittel, das aus Schweden kommen soll. Kröten, die rote Bäuche haben, werden in Baumöl gekocht, bis eine dicke Brühe entsteht, die auf ein Drittel zusammengekocht ist. Nun muß alles wohl vermengt, zerstossen und zu einem Brei geknetet werden. Das Kröten-Mus wird durch leinenes Tuch, rein und ungebraucht, gedrückt. Man wird eine Salbe erhalten, mit der man den Kropf morgens, mittags und abends, auch zwischendurch einreibt. Die Krankheit wird vergehen.

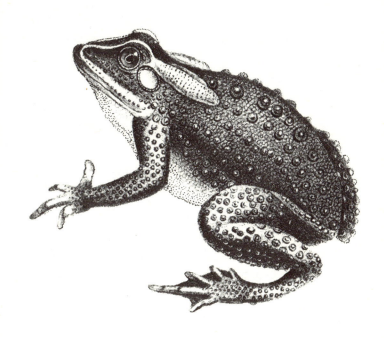

Gegen den Husten

Dörre die Stiele von schwarzen Kirschen zwischen
zwei Bogen Papier und bereite davon einen Thee,
indem man zu vier Tassen so viel nimmt, als man
zwischen drei Fingern halten kann. Täglich trinke
man davon vier Tassen, bis Besserung erfolgt.

Ein untrügliches Mittel, den Schnupfen schnell zu heilen

Man brate ein Stückchen Brod über dem Lichte,
binde es, so heiß als man es nur ertragen kann, in
ein Stückchen Watte gewickelt unter die Nase und
lasse es dort so lange, bis es erkaltet ist. Ist es so weit,
ist gewöhnlich auch der Schnupfen verschwunden,
sonst wiederhole man die Procedur noch einmal und
die gewünschte Wirkung tritt dann gewiß ein.

Gegen das Sausen und Klingen in den Ohren

Koche die Blumen vom Haselkraut mit etwas Wein
in weichem Flußwasser, welches über Mühlräder
gelaufen und wohl geschlagen worden ist und
träufle dann dem Patienten von diesem Absud ver-
mittels eines Pinselchens in die Ohren.
Oder: Man nehme die Wurzel vom großen Wegerich, welcher an Wegen, Zäunen, Rändern usw. zu
wachsen pflegt, forme aus der Wurzel ein Zäpfchen,

etwa so lang wie ein Zoll und so stark als der vordere Theil eines Federkiels, ziehe durch seine Mitte einen doppelten Faden von festem Zwirn und versehe das eine Ende desselben mit einem Knoten, damit der Faden ohne Knoten, wenn man später an seinem Ende zieht, aus dem Zäpfchen nicht herausgleiten kann. Dieses Zäpfchen stecke man in das leidende Ohr oder wenn das Übel beide Ohren befallen hat, in jedes Ohr ein solches Zäpfchen, so wird das Übel bald aufhören. Man muß jedoch diese Zäpfchen so lange durch neue ersetzen, bis sie nicht mehr schwarz angelaufen erscheinen und die übrige Öffnung des Ohres mit Charpie ausfüllen, jedoch so, daß die Fäden heraushängen. Auch soll man nie früher als nach drei bis vier Stunden nach dem Zäpfchen sehen, um es zu wechseln. Dieses Mittel ist auch eines der wirksamsten gegen rheumatische Zahnschmerzen.

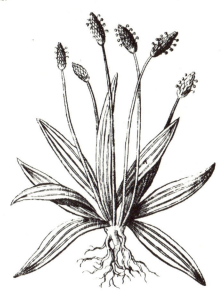

Ohrenfaufen zu vertreiben

Um Ohrensausen gründlich zu vertreiben, reibe man 17 Stück Mäuskoth mit der gleichen Menge Ohrenschmalz zwischen den Fingern zu geschmeidigen Kugeln. Selbige thue man in ein leinenes Tüchlein und lasse sie eine Vollmondnacht lang im Urin eines frischgeborenes Kalbes liegen. Nun wird eine Kugel ins Ohr gethan. Drei Tage späther ist das Sausen vergangen.

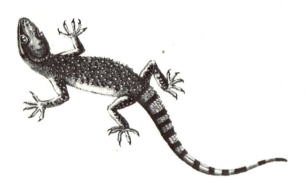

Für Halsweh

a) Wachsballen mit gutem Bieressig vermischt in ein leinenes Tuch eingemacht und über den Hals gebunden.

b) Aus Kornmehl einen Teig machen und warm über den Hals abwechslungsweise schlagen.

c) Dürre Schwämme gekocht und mit dem Wasser davon den Hals gurgeln, auch schadet nicht das Überschlagen derselben.

Den Geruch zu verbessern

Katzenkrautblätter zwischen den Fingern zerrieben und öfters daran riechen, stellt selbst den halbverlorenen Geruch wieder her.

Augenlicht wieder zu bessern

Wer blind wurde oder seine Augen in jungen Jahren nicht gut gebrauchen kann, dessen Hinteren mache man über einer Kerze recht warm und halte ihn dann über kochende Milch. Auch helfen Blüthenkolben von Königskerzen, in den After gestopft. Doch soll danach der Hintere für drei Tage mit einem Pfropf aus Leinwand und Wachs gut verschlossen werden.

Gegen Verbrennungen

Es werden etwas große Stücke gewöhnlicher Handseife mit ganz frischem Brunnenwasser zu einem sehr dicken Schaum gerieben und vermittelst weicher Federfahnen auf die Brandwunden derart aufgetragen, daß selbe wie mit einer ½ bis 1 Zoll dicken Rinde vollkommen bedeckt sind. Da jedoch der Schaum bald vergeht, so muß dieses Aufstreichen so oft wiederholt werden, bis sämtliche Brandwunden mit der vertrockneten Seife wie mit einer luftdichten Decke überzogen sind.

Für Verbrennungen

hilft dicke Bierhefe, auf leinenen Lappen gestrichen. Überschlagen und nicht trocken werden lassen.

Mittel gegen den Biß toller Hunde

Man hat die richtige Entdeckung gemacht, daß das zuverlässigste Mittel gegen den Biß toller Thiere eine Art Goldkäfer (centonia anrata) ist. Man sammelt diese Goldkäfer im Mai und Juni in waldigen Steppflächen, namentlich in großen Ameisenhaufen, unter welchen sie als Larven verpuppt in sehr festen Behältern verschlossen liegen. Die aus den Larven gekrochenen Käfer tödtet man sogleich, hebt sie in fest verschlossenen Gefässen auf und gibt sie dem Kranken als Pulver auf ungesäuertes, mit Butter bestrichenes Brod gestreut, wobei er nichts oder nur sehr wenig und nur abgestandenes Wasser trinken darf. Vom Alter des Kranken, von der Zeit, die nach dem Biß verlaufen ist und von der Periode der Krankheit hängt die Größe der Dosis des Mittels ab.

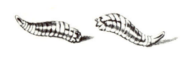

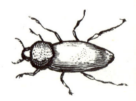

Gegen Hundsbiß

Man nimmt sogleich warmen Essig oder laues Wasser, wasche die Wunde aus, trockne sie. Alsdann gieße einige Tropfen mineralische Salzsäure in die Wunde, weil diese Säure das Speichelgift auflöst. Das hilft.

Blutflüsse schnell zu stillen

Greife an die Stelle, woraus das Blut fließt und sprich:

„In Gottes Reich stehen drei Brunnen; der eine gießt, der andere fließt, der dritte stehet stille. So soll auch dieß stehen im Namen Gottes des Vaters, des Sohnes und des Heiligen Geistes."

Augenblicklich hört die Blutströmung auf.
Oder greife an die Stelle, aus der das Blut fließt und sprich:

„Heil ist die Wunde,
heil ist die Stunde
worin die Wunde geschah. Das zähle ich mir (Vor- und Zuname) zu gut. Im Namen +++."

Augenblicklich hört die Blutströmung auf.

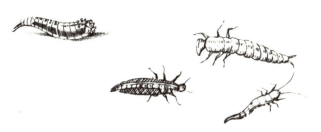

Blut zu besprechen und zu stillen

Man lege drei Finger der rechten Hand auf die
Wunde und spreche folgende Worte:

„Wie selig ist der Tag,
wie selig ist die Stunde!
Wie selig ist die Wunde!
Wie selig, was ich sag!
Du sollst nicht bluten noch schwären,
nicht wehe tun noch zehren.
Im Namen der Allerheiligsten Dreifaltigkeit
Gott Vater, Sohn und Heiliger Geist.“

Man sage vorstehenden Spruch 3× hintereinander,
und der Blutlauf wird nach und nach aufhören.

Gegen Blutfluß aus der Nase

Geschieht es einem Manne, daß er aus der Nase
blutet, so verstopfe er das bluthende Nasloch mit
den Schamhaaren eines Weibes. Es wird alsbald
aufhören.

Gegen Bluthen aus der Nase

Hilft bei Kindern und Personen aller Stände gegen
heftiges Bluthen aus der Nase: Man halte eine Kröte
in beiden Händen, bis man sie so erwärmt hat, daß
sie sich nicht mehr kühl anfühlt. Alsdann steht das
Bluth stille.

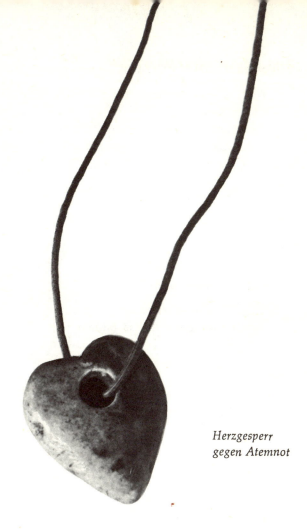

Herzgesperr
gegen Atemnot

Gegen die Athemnoth

Um den Hals getragen, hilft bei kurzem Athem
oder Athemnoth das Herzgesperr. Dieß ist ein stei-
nernes Gebild als ein Herz.

Einfaches Mittel bei Verwundungen

Für 2 Kreuzer Bleiweiß, für 2 Kreuzer Silberplätte, für 2 Kreuzer Gallmey (?), 2 Löffel Ziegelmehl (recht fein) und für 2 Kreuzer Baumöl gut durcheinander gerührt und auf Leinwand gestrichen, auf die Wunde gelegt.

Bluthende Wunde zu stillen

Geschah eine Verwundung mit einem häuslichen Werkzeuge und will das Bluth immer fließen, so schlage aus einer Leiter oder anderem hölzernen Geräth einen Pflock heraus. Sodann wird derselbe umgekehrt wieder hineingestoßen. Und das Bluthen wird sogleich aufhören.

Gegen Wunden am männlichen Gliede

Röste den frischen Mist einer Stute, welche bald fohlen soll, gut durcheinandergemengt mit Schweins-Schmeer in eiserner Pfanne. Presse alles wohl durch ein leinenes Tuch, so daß der Saft davongeht. Das verwundete Glied damit bestreichen und Zuckerpapier daraufthun. Es hilft wohl.

Gegen das Aufliegen der Kranken

Mit einem Stücklein Campher ein Eiklar so lange
verrühren, bis sich dieser ablöst, daß es eine dick-
liche Salbe wird und mit derselben die wunden
Stellen mittels einer Feder bestreichen. Es heilt *un-
glaublich* schnell.

Fürs hitzige Fieber

Nimm junge Hundt vom ersten Wurf. Thue sie in
einen Hafen und decke sie solchergestalten zu, daß
kein Dampf davon geht. Brenne die Hundt zu Pulver und gieb dieß einem fiebernden Menschen.

Ein gutes Schwitzmittel

Man nehme ½ Pfund cyprischen Vitriol, ¼ Pfund
trockenes und reines Salz, 2 Loth alte Fensterschei-
ben, welche von der Sonne grün gemacht sind,
6 Quenten rothe Ziegelerde, 6 Quentchen gut ge-
brannte neue Ziegel und ½ Quart reines Flußwasser.
Dies alles wird fein gestossen, gesiebt, mit dem
Wasser in einen neuen gut zugedeckten Topf gethan, zuerst gelinde, dann stärker gekocht, ohne
daß übrigens ein Tropfen überläuft. Ist alles Wasser
gut eingekocht, dann läßt man den Rückstand noch
eine Weile calciniren, nimmt ihn dann heraus,
stößt ihn fein, bringt ihn in ein Glas und bindet die-

ses luftdicht zu, um das Pulver alsdann an einem trockenen Orte aufzubewahren.

Wenn nun der Kranke am nächsten Morgen seinen Urin gelassen hat (in ein Glas), so muß man ihn sofort gut verkorken und mit einer Blase luftdicht zubinden, um nichts davon verdunsten zu lassen.

Am kommenden Abend nach Sonnenuntergang nimmt man dann von dem Pulver für ein Kind ein bis zwei, für eine sechsjährige Person drei bis vier, für eine erwachsene Person fünf bis sechs Loth zu dem Urin, verschließt denselben sogleich gut, schüttelt ihn sorgfältig um und stellt ihn über Nacht zu einem warmen Ort. Am andern Morgen schüttelt man das Glas gehörig um, dann durchlöchert man die Blase mit einer Stecknadel und läßt das Glas in einem Gefäß mit heißem Wasser warm werden. Nach Verlauf von einer Viertelstunde wird der Kranke außerordentlich schwitzen, ohne irgendeine Mattigkeit zu empfinden.
Dies wird so lange fortdauern, als die Flasche warm steht. Soll das Schwitzen aufhören, so stelle man die Flasche an einen kühlen Ort. Der im Glase bleibende Rückstand wird in fließendes Wasser gegossen oder in die Erde vergraben.

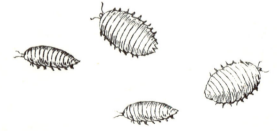

Andere Mittel gegen Fieber

1. Siede siebenundsiebzig Blätter von Spitzwegerich und trink das Wasser. Davon des Morgens und Abends.

2. Siede ein Stück Fleisch in deinem eigenen Urin, schabe dabei die Nägel an Händen und Füßen ab, streue das Abgeschabte auf das gesottene Fleisch und gieb dieß dann einem Hunde zu fressen. Den übrig gebliebenen Urin gieße später in ein fließendes Wasser.

3. Fange drei Nasseln (Kellerasseln), trockne und dörre sie auf dem Ofen, reibe sie dann und streue den Staub davon in ein Quart guten Wein und gieb das dem vom Fieber Befallenen zu trinken. Es hilft. Dem Kranken soll man dem Ekel wegen das Mittel nicht sagen.

Mittel gegen das kalte oder Wechselfieber oder gegen andere Fieberanfälle

Grabe am Wege einen Stock Spitzwegerich (jenen mit breiten Blättern) samt den Wurzeln aus und hänge den Stock hinten an zwischen die beiden Schulterblätter, in ein Lümplein gebunden.
Nach 48 Stunden wirft man das Angebundene rücklings in ein fließendes Wasser. Nebenbei ist zu bemerken, daß man während der Kur über kein fließendes Wasser gehe.

Nimm vom Kranken einige Haare oder Fingernägel-
stücke oder beides. Halte es in reinem Tüchlein, bis
du aus einem Baum im Garten einen Pflock geschnitten. In selbiges Loch thue Fingernägel und
Haare des Fiebernden und pfropfe den Pflock wieder
an seine Stelle. Anrufung der heiligen Namen hilft
besonders. Die Krankheit wird im Baum eingesperrt
und der Kranke soll alsbald genesen.

Pflock
mit Haaren des Patienten,
dessen Krankheit
so in den Baum
eingesperrt wurde

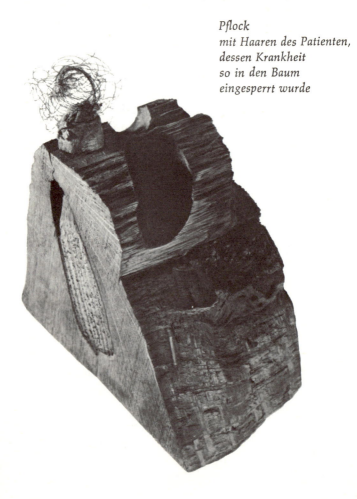

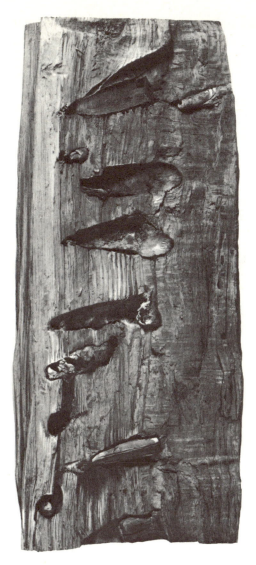

Holzteile aus Bäumen
mit eingepflockten Haaren, Nägeln u. a.

Wenn jemand den Urin nicht laffen kann

Der Genuß des öligten, zu Gallert gekochten Saamen vom gemeinen Kürbis (Cucurbita Pepo) zeigt eine wunderbare heilsame Kraft, ebenso der wiederholte Genuß eines Absudes vom gemeinen Liebstöckel (Ligusticum Levisticum).

Wider das Bett-Piffen

Knaben und Mannsleute, die im Schlafe das Bett nässen, werden von dieser Unreinlichkeit befreit, so sie den Knochen eines Toten mit den Zähnen vom Boden aufheben, ihn darinnen behalten und dreimal über ein fließendes Wasser gehen.

So einer den Urin nicht laffen kann

Ein Bock wird durch strenges Verbinden des Gliedes am Harnen behindert. Sodann hängt man ihn bei den hinteren Füßen an die Astgabel eines Zwetschenbaumes und öffne mit einem Messer seine Harnblase. Von dem Bocks-Urin gibt man dem Kranken des Mittags und des Abends so viel, als in eine Tasse geht. Er wird am dritten Tage geheilt sein.

Gegen Steinbefchwerden

Nimm täglich ein Pulver von den Blättern der Bärentraube (Wolfsbeere) ein bis vier mal und zwar von 15 Granen bis zu ein oder zwei Wurzeln; dies ist sehr wirksam.

Mittel für die,
folche das Waffer nicht halten können

Man nimmt einen Fisch, der in einem Hecht gefunden ist, dörrt ihn, stosst ihm zu Pulver und nimmt das Pulver an zwei hintereinander folgenden Tagen nüchtern ein.

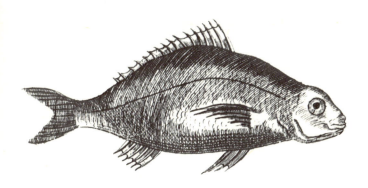

Gegen Wafferfucht und Auszehrung

Man sammelt im Mai und Juni die Blätter der Aron-Pflanze, welche an Gräben und feuchten, schattigen Orten wächst und dem Spinat ähnlich sieht. Man kann die Blätter roh essen, das heißt zusammengerollt verschlucken; jedoch täglich nur ein oder zwei oder sie auch kochen und das davon gekochte Wasser als Thee trinken. Das Wasser der Wassersucht geht mit dem Urin zugleich ab und das Übel ist in zwei Monaten gehoben. Gegen Auszehrung wirkt dieselbe Pflanze auf die gleiche Weise.

Gegen Ruhr und ruhrartige Durchfälle

Man nimmt das Eiweiß von einem Ei und quirlt es in ½ Maß Wasser. Zwei bis drei Eßlöffel Provenzeröl, reines, täglich genommen, wird in Polen angewendet.

Erprobtes Mittel gegen die Cholera

1 Seidel Korn (1 oesterreichisches Seidel ist 1¼ Schoppen bairisch) wird geröstet wie Kaffee; hiezu 4 Loth Campher, beides in eine Maaßflasche (1 Maaßflasche oesterreichisch = 5 Schoppen bairisch), welche dann mit gutem Weingeist gefüllt und in die Sonne durch 24 Stunden oder auf dem warmen Sparherde durch 12 Stunden destilliert wird. Ist die Flüssigkeit verbraucht, so wird die Flasche wieder mit Weingeist gefüllt; ist dies aber-

mals verbraucht, so muß der Zusatz von Campher erneut werden.

Anwendung: Beim Anfall der Cholera z. B. Erbrechen, Abweichen, Krämpfe, nimmt ein Mann 1 Eßlöffel voll, eine Frau die Hälfte, ein Kind 8 bis 10 Tropfen davon auf Zucker, legen sich gleich zu Bette und schwitzen. Ist Krampf dabei, so wird der krampfhafte Theil mit der nämlichen Tinktur eingerieben. Gewöhnlich hilft die erste Dosis; ist jedoch keine Besserung eingetreten, so nimmt man in zwei Stunden eine etwas kleinere Dosis, dann wieder alle 2 Stunden ein Mann einen Kaffeelöffel voll, Frauen etwas weniger, Kinder 6 bis 7 Tropfen auf Zucker.

Gegen Cholera

Einen Theelöffel voll gebrannten Korkpulfern und mit Wasser oder Milch eingeben. Ein, zwei oder dreimal täglich einen Theelöffel voll geben, bis der Kranke genest.

Mittel gegen die Cholera

Trinke zwei große Gläser Cognac mit Cayennepfeffer und reibe mit Branntwein und Wolle den Rücken. Des Abends 10 h tritt ein Delirium und grenzenlose Trunkenheit ein, und um 11 h Schlaf, womit die Krankheit gehoben ist.

Ein Mittel gegen Warzen

In einem Schoppen Weinessig wird Schafskoth fein
zerrieben. Man gieße so viel vom Weinessig ab, daß
eine Salbe verbleibt. Diese auf ein Tuch gethan und
über Warzen gelegt, hilft sicher.

Warzen verschwinden zu machen

Ein Apfel wird in zwei Theile geschnitten. Mit der
einen Hälfte desselben wird die Warze stark gerieben. Hierauf vereinigt man die beiden Theile wieder und wirft selbe in den Abtritt. Dieß geschieht
bei abnehmendem Monde und ist drei mal zu wie-
derholen.
Wenn der Apfel verfault ist, fällt die Warze ab.

Feuermale und andere Flecken am Körper zu tilgen

Man betrachte wohl jedes Neugeborene, ob es mit
Feuer- oder Mutter-Mälern behaftet sei. So man
solche findet, bestreiche man sie mit der Nachge-
burt und sie werden schwinden.

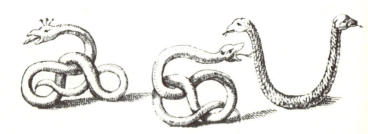

Hühneraugen

Binde einen schwarzen Schnecken über das Hühner-
aug. Wenn der Schneck abgestorben ist, lege ihn in
die Erde. Das Hühnerauge wird geheilt sein, sobald
der Schneck vergangen ist.

Mittel gegen die Krätze

Dem mit der Krätze Behafteten gebe man einen
Totenknochen ins Badwasser, sobald es eingefüllt
wird. Auch bleibe der Knochen im Wasser, bis der
Patient sein Bad beendet hat. Gute Wirkung ist be-
obachtet worden.

Besprechung der Rose

Hauche auf diejenigen Körpertheile des Kranken,
welche an der Rose leiden und murmele dabei:

„Die Rose hat in diese Welt
Uns Gott als Königin gesandt.
Und über ihr das Sternenzelt
als Krönungsmantel ausgespannt.
+ Rose + Rose + weiche,
flieh auf eine Leiche
und laß die Lebenden befreit
von nun an bis in Ewigkeit   ."

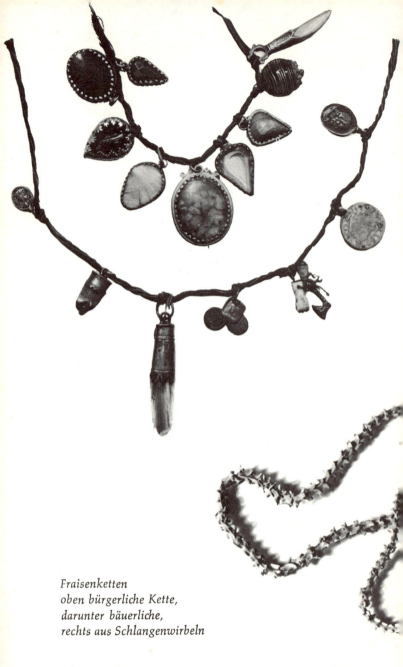

Fraisenketten
oben bürgerliche Kette,
darunter bäuerliche,
rechts aus Schlangenwirbeln

46

Freisen bei Kindern

Gepulferte Gänseblümlein mit Backschmalz vermischen, d. h. worin etwas gebacken ist. In Mus oder Brei, Milch oder Buttermilch geben.

Freisen zu verhüten

Gegen Freisen und vielerlei Kindskrankheit hilft ein Freisenkettlein, so dem Kind um den Leib gethan oder an die Wiege gehängt. So es nicht zerrissen oder beschmutzt wird, wehrt die Kette viel Ungemach ab.

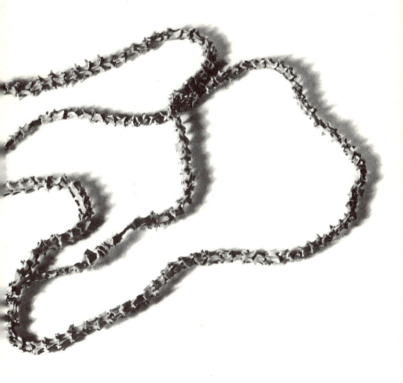

Für einen bösen Finger

Man stosse Regenwürmer zu Mus und binde dieß
über den bösen Finger. Es wird alsbald helfen.

Gegen den Wurm am Finger

Man spreche folgenden Segen 3× und bläst bei
jedem der höchsten Namen über den kranken Finger hinweg: „Wurm, ich beschwöre dich bei der
heiligen Nacht, bei den fünf Wunden, bei den heiligen drei Nägeln Christi, bei der heiligen Kraft
Gottes; du seiest gleich grün, blau weiß, schwarz
oder roth, daß du liegest in dem Finger tod. Des sei
deine Buße. Im Namen +++."

Ein gewisses Mittel, um verlorenen Appetit wieder zu gewinnen

Man muß jeden Morgen die frischen Blätter von
fünf verschiedenen Wiesenpflanzen in die Schuhe
legen. Doch sollen die Blätter von einem unschuldigen Mägdlein vor Sonnenaufgang ohne zu reden gepflückt sein, um ihre Wirkung zu thun. Der ver-
lorene Appetit auf allerlei Speisen wird sich einstel-
len.

Abgeschlagenheit

Lasse dir ein warmes Bad machen. Trinke, im Wasser
liegend, einen Absud von Wegerichblättern, Zucker,
Pfeffer, gedrücktem Knoblauch. Nach ergiebigem
Schlafe sollst du wohler sein.

Man verschaffe sich eine Rinde von einem weißen Tannenbaum (die Fichte hat nämlich eine braune und die Tanne eine weiße Rinde). Diese Rinde wird klein zerhackt, in einem Hafen mit halb Wasser und halb Rinde gefüllt, gesotten. Hierauf seiht man das Wasser davon durch ein leinenes Tuch und trinkt es nach und nach kalt oder warm. Es pechelt zwar etwas, doch heilt es die Lunge sehr gut aus. Eine halbe Stunde nach diesem Trunke esse man stets einen Eßlöffel voll von folgender Speise oder Salbe: Man koche eine Stunde lang auf der Gluth in einem inwendig glasierten Topfe und unter beständigem Umrühren mit einem hölzernen Löffel um vier bis sechs Kreuzer Safran und Schmalz (ein Quart davon und ganz sauber muß es sein) miteinander. Das Trinken obriger Brühe und das Essen dieser Salbe lasse man sich besonders Morgens nüchtern, Mittags und Abends vor dem Schlafengehen sehr angelegen sein. In zwei bis vier Wochen reinigt sich die Lunge dadurch ganz: Die Krankheit geht meistens durch den Urin weg. Durch dieses Mittel kurierte ein Mann schon mehr als 200 Personen. Damit das Blut und die Kraft bei Abzehrenden wieder zunehme, so sollen sie sich auf irgend eine Art etwa einen Fingerhut voll Blut von ihrem Leibe verschaffen und in selbes müssen sie ein leinenes Lümpchen eintauchen und dies in ein Loch, das man mit einem Bohrer in einen Obstbaum macht, dann stecken. Dieses Loch muß aber gleich darauf wieder durch einen Stöpsel vermacht werden. Wie dann dieser Baum im Frühjahr an Saft zunimmt, ebenso nimmt auch die Kraft des Patienten zu.

Für den Krebs

Man lege warmen Menschenkoth auf; selbiger erfüllt auch getrocknet oder gepulfert seinen Zweck.

Gegen fressende Krebsschäden

Nimm Eisenvitriol, binde ihn in ein feines weißes Tüchlein und hänge selbiges in die Wärme, damit derselbe in weißes Pulver zerfalle. Ein wenig von diesem Pulver thue in eine saubere Schüssel, gieße eine reichliche Tasse voll Wasser hinzu, rühr es umeinander und ziehe dann ein leinenes Tüchlein hindurch, nachdem es auf den offenen Schaden gebunden war und von dessen herausgedrungener Feuchtigkeit befleckt wurde. Trockne es in der Sonne oder in mäßiger Entfernung eines Ofens, doch achte, daß es nicht zu heiß werde,. sonst empfindet der Patient Schmerz. So es trocken ist, tauche es wieder in die Vitriolauflösung und trockne es wieder auf nämliche Art, bis alles Wasser verbraucht ist. Auf diese Art machst du den Schaden heil, nur mußt du ihn recht reinhalten.

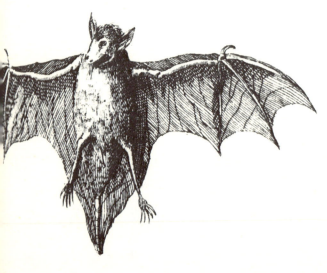

Im häuslichen Bereich

Damit das Geld nicht ausgehe

Ergreife einen Maulwurf zu Zeiten des zunehmen-
den Mondes und lasse ihn bis zum kommenden
Abend in einem dunklen Gefäß. Sodann beiße ihm
bei lebendigem Leibe den rechten Vorderfuß ab, welchen man wohl aufbewahrt. Den Maulwurf ersäufe
man in fließendem Wasser unterhalb einer Mühle.
Den Vorderfuß, auch Schergräberl genannt, trage
man immer bei sich und sorge wohl, daß er nie zu
Boden falle. Das Geld wird nicht ausgehen. Auch ist
das nämliche Schergräberl, zahnenden Kindern am
Kettlein um den Hals gehängt, ein probates Mittel,
welches das Zahnen erleichtert.

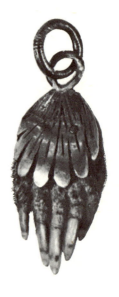

Schergräberl
Vorderfuß des Maulwurfs
Sorgt dafür, daß das Geld nicht ausgeht,
hilft auch gegen Zahnweh,
erleichtert das Zahnen bei Kindern

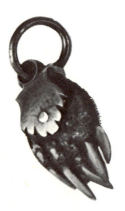

Welche mit am Tisch sitzende Person meint es gut oder böse

Man binde die Zunge eines Geiers unter die linke Fußsohle auf die bloße Haut und halte in der rechten Hand eine frische Wurzel von Eisenkraut (Verbena officinalis). Die Person, oder wenn es mehrere sind, welche es nicht gut mit einem meinen, werden aufstehen und weggehen.

Mittel gegen das Schluchzen

Wird man davon über Tisch befallen, so lege man Messer und Gabel vor sich auf den Tisch, daß die Spitzen gegen sich sehen. Kindern aber blase man neunmal auf die Stirn und Wangen; oder man erschrecke den Befallenen schnell und unerwartet oder halte ihm einen Schlüssel einige Minuten in den Mund, während welcher Zeit er nicht sprechen darf und die Augen zudrücken muß.

Einem Bösewicht die Kraft zu rauben

Um einem Bösewicht seine Kraft zu nehmen, fülle man den Harn desselben in ein ausgeblasenes Hühnerei und hänge dies, sobald es gut verklebt ist, in den Rauchfang. Wie das Ei austrocknet, schwindet die Kraft des Bezauberten.

Die ungerade Zahl

Sie spielt eine große Rolle bei der Sympathie, da fast bei allen sympathischen Mitteln die Zahlen ungleich sein müssen. Der Southan führt folgendes Beyspiel an: „Ein Mittel gegen Magenkrampf befiehlt: Morgens nüchtern 3 weiße Pfefferkörner zu nehmen. Ich habe dieses Mittel mehrmals angewendet und mich streng an die Regel gehalten. Der Erfolg war ein guter, während in anderen Fällen, wo ich 2 oder 4 nehmen ließ, das Mittel nicht so anschlug."

Ofenkitt

Man nimmt Eisenfeilspäne, kleingestoßenes Glas und ungelöschten Kalk zu gleichen Theilen, pulverisiert Alles so fein wie möglich, siebt es und vermischt es mit einander. Sodann nimmt man Rindsblut hinzu, damit es breiartig wird und verstreicht mit dieser Masse die Fugen und Risse des Ofens, was aber schnell geschehen muß, indem diese Masse gleich fest wird. Ist dieser Kitt trocken, so muß man Hammer und Meissel verwenden, um ihn zu lösen.

Das Brod vor dem Schimmeln zu bewahren

Wenn der Teig zum Brode eingeknetet werden soll, so thut man zum Wasser, womit das Mehl eingemenget wird, 50 bis 60 Tropfen Lavendelwasser, dieß fürs Schimmeln und giebt guthen Geschmack.

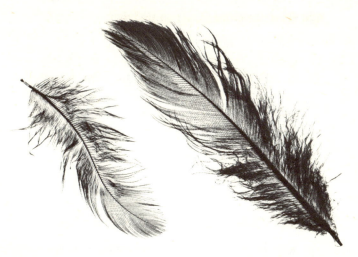

Zu machen,
daß alle in einem Hause nicht schlafen können

Nimm Federn aus dem rechten Flügel einer Amsel
und hänge dieselben an einem neuen ungebrauchten
rothen Faden mitten ins Haus.

Zu jeder Stunde aus dem Schlafe zu erwachen

Man nehme so viel Lorbeerblätter, als man Stunden
schlafen will, lege sie in ein feines Tuch, binde sie
auf die Schläfe und lege sich auf die linke Seite.

Um nicht beim Schlafe zu reden

Der Knochen eines Verstorbenen, zur Nacht unter
das Kissen gelegt, macht den Schläfer verstummen
und frei von Geschwätzigkeit. Der Knochen muß
nicht von einem Verwandten sein.

Die Schneide einer Sense zu schärfen

Die Sense, deren Schneid an einer Menschenrippe gewetzt ist, wird besonders scharf und behält ihre Schärfe besser. Doch achte man, beim Wetzen den Strich nicht gegen einen Menschen zu führen, dem man kein Unglück wünscht.

Eine des Nachts leuchtende Flasche zu machen

Man nehme ein recht weißes, helles Glas von länglicher Form. In einem Gefäße koche man recht gutes Baumöl. Wenn es kocht, so werfe man ein höchstens erbsengroßes Stück Phosphor in die Flasche und gieße dann vorsichtig so lange kochendes Oel darüber, bis etwa der dritte Theil der Flasche angefüllt ist. Man verstopfe die Flasche gut. Wenn man sie gebrauchen will, so nimmt man den Kork ab, damit die äußere Luft eintritt und stopft sie dann wieder zu.

Der leere Raum in der Flasche scheint dann wie entzündet und leuchtet ebenso hell wie eine gewöhnliche Blendlaterne. Sobald das Licht aufhört, hebt man die Kork in die Höhe und es erscheint sogleich wieder. Bei kaltem Wetter muß man die Flasche erst etwas in der Hand erwärmen, ehe man sie öffnet, denn sonst leuchtet sie nicht. – Eine solche Flasche kann man ein ganzes Jahr hindurch die ganze Nacht gebrauchen, dabei sehr gut sehen, nebenbei ist sie sehr gefahrlos und kostet fast nichts.

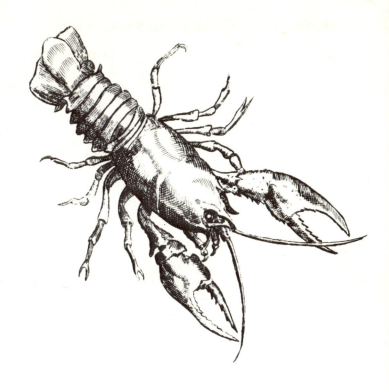

Krebse selber zu machen

Willst du Krebse nach Belieben selber zeugen, so brenne drei Krebse in einer Pfanne zu Asche. Selbige Asche wird in einem Thonhafen unter Beimengung einiger Spritzer Wasser aus einem Bache, nicht vom Brunnen, von Neumond bis zum nächsten Neumond neben dem Herd aufbewahrt und nicht angerührt. Sodann findet man große Mengen winziger Würmer, welche man mit Ochsenblut beträufelt. Alsbald werden daraus kleine Krebse.

Den Dieb deines Eigenthums im Traum zu sehen

Wenn Dir etwas gestohlen worden ist, so binde vor dem Schlafengehen Knoblauch und Brod auf den linken Arm. Dann sprich vor dem Einschlafen folgende Worte: „Pedicem – pedies – perpedie" und lege dich auf die rechte Seite. So wird dir der Dieb im Traum erscheinen. Beim Erwachen reibe jedoch den Hinterkopf nicht, sonst vergißt du den Traum.

Hilft Dieben und Zigeunern

Eine Galgant-Wurzel, zu tragen im Hosensack, bei Gefahr in der linken Hand, hilft Zigeunern und Dieben, auf daß sie nicht erwischt und gefangen werden. Doch verliert die Galgant-Wurzel ihre Wirksamkeit beim Tode ihres Besitzers, so er sie nicht zuvor verschenkt.

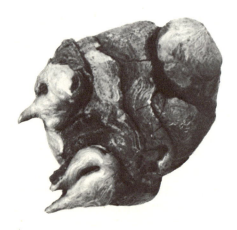

Galgantwurzel hilft Dieben und Zigeunern gegen das Erwischtwerden

Gestohlenes wieder zu bekommen

Nimm in des Diebes Namen ein frischgelegtes
Hühnerei, umbinde es mit einem Faden grüner
Seide und lege es in heiße Asche. Dann hat der Dieb
keine Ruhe und bringt das Gestohlene wieder.

Diebe zwingen, daß sie gestohlenes Gut wieder bringen müssen

Zu diesem Zwecke nehme man 4 Stückchen Brod,
3 Sprätchen Salz und 3 Stückchen Schmalz. Dann
mache man eine starke Gluth und lege die 3 verschiedenen Sachen darauf, indem man folgenden
Vers macht:

*„Ich lege dir Dieb (oder Diebin) Brod, Salz und
Schmalz auf die Gluth*
„wegen deiner Sünd und Übermuth.
„Ich schlag es dir auf Lunge, Leber und Herz,
„daß dir ankommt ein großer Schmerz;
„es soll dich anstossen eine große Noth
„als wenn es dir thäte der bittere Tod.
„So sollen dir alle Adern krachen
„und Todesschmerzen machen,
„daß du keine Ruh nicht hast,
„bis du das Gestohlene bringst und hinthust,
„wo du es gestohlen hast."

Dies spreche man 3× und nenne jedesmal dazu die
höchsten Namen: „Im Namen des Vaters usw."

Immer zu finden das, was andere Leute verloren oder vergraben haben

Will man dieß bewerkstelligen, bereite man sich eine Salbe, die aus folgenden Ingredienzen besteht: Ein Theil Harz, ein Theil Wachs, ein Theil Talg. Das schmelze man wohl zusammen und reibe sich damit Abends vor dem Zubettgehen den rechten Fuß ein, indem man folgende Worte spricht:

„Salbe, ich salbe mit dir den Fuß,
daß er mich dorthin tragen muß,
wo verloren, verborgen, vergraben
die Menschen ihre Schätze haben."

Dann lege man sich nieder und schlafe ein. Am andern Morgen sei aber dein erster Gedanke auf diese Procedur gerichtet und man salbe sich nun sofort den linken Fuß unter Beibehaltung der obigen Formel. Auf keinen Fall aber darf man während der Handlung unlautere Gedanken haben, denn sonst hilft das Mittel nicht.

Wider den bösen Blick

So du einem begegnest, der dir übel gesonnen, halte den Daumen der rechten Hand zwischen die zwei nächsten Finger. Doch sorge, daß der andere dieß nicht bemerkt. Halte die Hand so im Vorübergehen und denke nicht an den Namen des anderen. Ein guter Schutz ist ein Bildniß solcher Hand. Schützt auch zu Zeiten, als man selber nicht die Hand zur Abwehr formt.

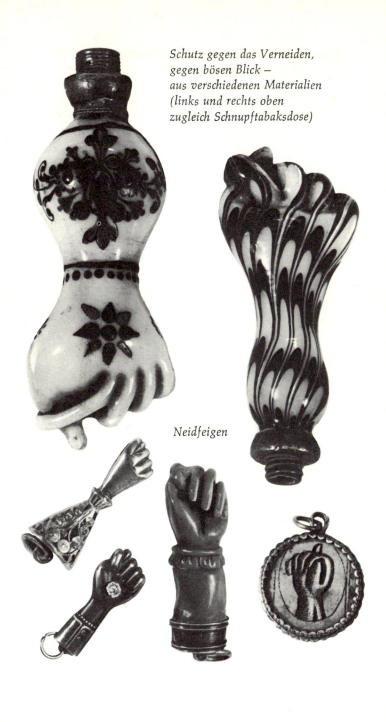

Schutz gegen das Verneiden,
gegen bösen Blick –
aus verschiedenen Materialien
(links und rechts oben
zugleich Schnupftabaksdose)

Neidfeigen

Den Punkt des Vollmondes zu erfahren

Man setze einen Becher voll Wasser hin, wo die Luft dazu kann und gebe wohl acht auf die Bewegung, denn in dem Augenblick, in dem der Mond voll wird, läuft das Wasser über.

Sich gegen Betrunkenheit zu schützen

Man genieße des Morgens nüchtern ein Hühnerei, oder genieße bittere Mandeln während des Trinkens oder auch man trage einen Kranz von Epheu auf dem Kopfe.

Pollutionen zu verhüthen

Von unschuldigen Knaben den Saamen von Sauerampfer einsammeln lassen und diesen Saamen in einem Beutelchen auf bloßem Leib tragen.

Ein Licht zu machen, womit man einen Schatz in einem Hause auffinden kann

Nimm Weihrauch, Schwefel, ungebrauchtes Wachs und gesottenes Garn, verfertige daraus ein Licht und leuchte in alle Winkel des Hauses. Kommst du nun an die Stelle, wo Geld vergraben ist, löscht das Licht aus.

Unsichtbar zu werden

Passe auf, wenn eine Magd Eier aus dem Neste nimmt. Gehe dann geschwind hin und nimm ihr das Ei stillschweigend aus dem Neste vor ihren Augen weg und gehe damit fort, aber antworte nicht auf ihre Fragen, sie mag sagen, was sie will. Dann grabe das Ei in den Mist und sage die Worte:

„Ich nahm dich aus dem Neste und grabe dich
in den Mist, daß es Niemand weiß."

Lasse es dann drei Tage darin liegen, so wirst du einen weißen Stein an der Stelle finden. Und wenn du denselben bei dir trägst, so bist du unsichtbar.

Das Glück an sich zu binden

Nimm eine Alraunwurzel, die man unter Richtstätten findet und in der ersten Morgenstunde am Freitag ausgräbt, ohne ein Wort noch einen Fluch fahren zu lassen. Trage sie in einem Beutel am Leibe oder mit einer Schnur befestigt, so wirst du das Glück an dich binden.

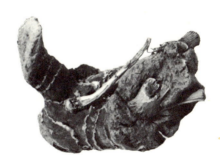

Alraunwurzel

Glück im Spiel zu haben

Nimm 3× drei Heller oder Pfennige, nähe sie in Form eines Kleeblattes zusammen und trage sie immer bei dir.

Mittel gegen die Spielsucht

Man läßt ihn die Hände in solchem Wasser waschen, in welchem ein Leichnam abgewaschen worden ist. Außerdem läßt man ihn Saumilch trinken; so oft er hernach spielen will, so wird ihm übel und er läßt vom Spielen ab.

Sich im Kampfe unüberwindlich zu machen

Wenn du in den Kampf gehst und deinen Feind vor dir hast, sprich:

„Ich sehe dich in deinem Muth.
Ich besprenge dich mit Christi Bluth.
All dein gewehr und Waffen seien dir gebunden
für ihnen behüte mich Gott und seine heiligen fünf
Wunden."

Und sage die Worte: „Pentenora, Pentenora, Pentenora."

Sich unempfindlich gegen Feuer zu machen

Man mache eine Salbe von Allaun und Seife mit Wasser. Damit reibe man sich ein. Und man wird unempfindlich gegen Feuer sein.

Sich vor Vergiftung, Wasser- und Feuersgefahr zu schützen

Man trage beständig einen Büschel Beifuß bei sich. Wenn man dieses Krauth an die Thüre hängt, so schützt es vor dem Einschlagen des Blitzes.

Fest gegen Pulver und Bley oder gegen Hieb und Stich zu werden

Nimm so viel von der Wurzel des Wegerich, der an der Kreuzung zweier Straßen von West nach Ost und von Nord nach Süd wächst, als du in der Stunde zwischen Mitternacht und ein Uhr früh am Morgen des Karfreitag unbeschädigt ausgraben kannst. Alles Wurzelwerk wohl in kaltem Wasser gereinigt und mit dem Bluthe aus der ersten Menstruation einer Jungfrau bestrichen, ist guther Schutz gegen Schußverwundung und auch gegen Stiche, so man es immer bei sich trägt.

Muthig zu werden vor Raufhändeln und in Kriegsfällen

Von einem Mittel wird berichtet, das von Burschen angewandt, welche sich vor Raufhändeln bei Festlichkeiten, aber auch vor Kriegs-Schlachten heldenmüthig machen wollen. Sie nehmen Bluth von Aalen in warmem Weine zu sich, doch nicht so viel, daß sie trunken werden. Ist hierorts nicht erprobt.

Nützlich im Stall und bei Tieren

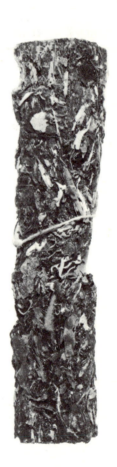

Hexenrauch

Hexen zu vertreiben

Gegen Krankheit und Unfall bei Thieren im Stall und bei Menschen hilft das Abbrennen von Hexenrauch. Doch soll das Weib des Bauern selbiges nicht während der monathlichen Reinigung vollziehen. Sonst wirkt der Rauch nicht. Empfohlen kurz vor Mitternacht an ungeraden Tagen.

Winke bei Kühen

Wenn das Kalb von der Kuh entfernt ist, soll das Rufen derselben nach jenem dadurch vermieden werden, daß man der Kuh den Strick um die Hörner windet, womit das Kalb angebunden war. Ob nun die Kuh durch den Strick noch den Geruch des Kalbes hat oder ob die ungewohnte Tracht die Kuh das Kalb vergessen macht – gleichviel, es soll fast immer die gewünschte Wirkung hervorbringen. Jemand, der dies Mittel seit lange anwendet, berichtet, daß es stets geholfen habe und die Kuh darnach entweder gar nicht mehr oder nur noch sehr wenig nach dem Kalbe gerufen habe.

Wenn einer Kuh die Milch genommen wurde

Melke die Kuh auf dem Kübelboden, verwahre diesen Kübel an einem Ort, daß nichts dazu kommen kann, nimm ein Wasser, mach ein Kreuz durch die Milch und steche dreimal in dieselbe. Alsdann verwahre den Kübel mit der Milch wieder gut, und des andern Tags mach es wieder so. Es hilft sicher!

Gegen die Rinderpest

Nimm für 30 Stück Rindvieh 1 Pfund Kupferwasser,
1 Pfund Salpeter, ½ Pfund Stoßschwefel, ½ Pfund
Kreide, 4 Loth Campher, 8 Quart oder 16 Pfund
Wasser. Die harten Substanzen werden gestoßen
und gemischt, das Wasser hinzugesetzt und täglich
morgens vor dem Futter jedem Stück ein hineinge-
tauchter Bissen Brod gegeben. Ist die Krankheit be-
reits ausgebrochen, bekommt jedes Stück einen Tas-
senkopf voll.

Daß eine Kuh nach Wunsch trächtig wird

Nimm im Frühjahr neun Köpfe von dem Erlenbaum,
zerreibe sie zu Pulver und gieb dieß der Kuh ein,
wenn sie trächtig werden soll.

Wider das Selbstaussaugen der Kühe

In einem halben Maaß starken Weinessig zerdrückt
und rühre man zu Brei recht stinkenden Käse und
bestreiche mit dieser übelriechenden Masse die
Striche und das Euter der Kuh. Vor dem Melken
müssen solche jedoch wieder abgewaschen werden.
Da die Kuh den Geruch nicht leiden kann, so wird
sie sich ferner nicht mehr selbst aussaugen.

68

Hält Böses fern

Unruhe wie heftiges Stampfen und Schnauben der
Thiere im Stall wird zu vielen Malen vermieden,
wenn man der Trud den Zugang verwehrt, welche
Mensch und Tier drückt. Das Trudmesser, über der
Stallthüre mit Nägeln befestigt, die ganz neu sind,
wird böse Geister fernhalten.

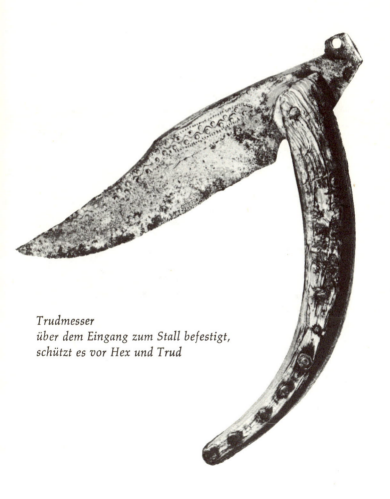

Trudmesser
über dem Eingang zum Stall befestigt,
schützt es vor Hex und Trud

Schwamm bei Pferden zu heilen

Geh eines Freitags früh vor Sonnenaufgang an eine alte Mauer, deren Steine mit Moos bewachsen sind, streiche mit einem solchen Steine kreuzweis über den Schwamm und lege den Stein dann wieder an seinen Ort. Am folgenden Donnerstag und Freitag zu der nämlichen Zeit das Nämliche.

Gegen Trud und Hexen im Stall

Der Trudstein, mit dreimal verknoteter Schnur oder an drei Haaren aus der Mähne eines Hengstes am Fensterkreuz des Stalles um Mitternacht befestigt, hilft, daß die Trud den Pferden die Mähne nicht verfilzen kann.

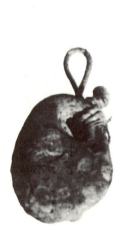
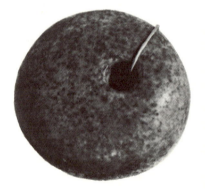

Trudsteine (Drudensteine)
Hexensteine
Lochsteine als Schutz für Menschen
gegen die Trud, Hexen und Fraisen
als Schutz für Tiere an Fensterkreuze
der Stallungen zu binden

Liebe, Treue, Fruchtbarkeit

Wirksam, um geliebt zu werden

Man isset einen Hühnerflügel und steckt unversehens jemandem, der einen lieben soll, das kleine Bein von der Flügelspitze in die Tasche. Dann muß er einen lieben.

Des Weibes Liebe zu gewinnen

Der Mann, welcher ein gedörrtes Schwalben-Herz bei sich trägt, wird die Liebe des Weibes leicht gewinnen, sobald sie seiner ansichtig wird. Des Eheweibes Liebe und Zuneigung wird nicht schwinden, so man ihr gedörrtes Tauben-Herz, zu feinem Pulver gestossen, in die Suppe oder in einen feinen Wein gibt.

Den Liebsten toll vor Liebe zu machen

Man gebe dem Liebsten ein paar von seinen Haaren in das innere Hutband. Soll er ganz liebestoll werden, so thue man ihm ins Hutband einige Schamhaare und schreibe seinen Namen mit Menstrualblut nieder. Dies gehört zur großen Sympathiekunst.

Um die Liebe einer Person zu gewinnen

Kluge Weibspersonen verwenden ihr Blut aus der Zeit ihrer monatlichen Reinigung, um es anderen in Speise und Trank beizubringen. Am besten eignet sich der Aufguß von Kaffee. Die Person, so solches zu sich nimmt, wird in Liebe erglühen.

Sicherer Liebeszauber

Man fülle in ein ausgeblasenes Ei Haare, Fingernägel und Blut der Geliebten. Alsdann verscharre
man selbiges im Grabe eines Neugeborenen. Findet
sich nach drei Tagen Feuchtigkeit im Ei vor, hilft der
Liebeszauber gewiß.

Zu prüfen, ob die Frau treu sei

Man hänge einen Magnetstein über das Haupt der
schlafenden Gattin oder lege einen Edelstein zwischen die Frau und sich in das Bett. Dann wird eine
Frau durch Liebkosungen ihre Treue darthun, während eine treulose unruhig wird und schnell das
Bett verläßt.

Gegen Untreue bei Weibern

Hat das Weib wider seinen Willen Gefallen und
Sehnsüchte nach einem anderen und ist es willens,
diese untreuen Gedanken zu verlieren, so muß sie
vor dem ersten Sonnenstrahl hinter das Haus treten,
wo eine Wiese ist. Hier soll sie ein rundes Loch vom
Boden ausstechen und darein ihren Urin lassen.
Das ausgestochene Gras muß sie mit der Erde nach
oben und dem Grün nach unten wieder in das Loch
thun. Zu Zeiten, da an dieser Stelle Gras wieder
nach oben wächst, wird sie ihre Liebe nur ihrem
Manne schenken wollen.

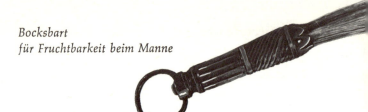

Bocksbart
für Fruchtbarkeit beim Manne

Fruchtbar zu sein

Ein Bündelchen vom Bocksbart, mit festem Faden gewickelt oder in Metall gefasst, stets bei sich getragen, bewirkt beim Manne Fruchtbarkeit. Auch hängt man es Knäblein schon an die Wiege, damit es später seine Wirkung thue.

Ob eine Schwangere einen Knaben oder ein Mädchen erzeugt

Lasse einen Tropfen Milch aus der Brust der schwangern Person in ein Gefäß mit Regenwasser. Sinkt die Milch zu Boden, so trägt dieses Weib einen Knaben, bleibt sie aber oben schwimmen, so trägt sie ein Mädchen unter dem Herzen. Übrigens wird, wenn das Frauenzimmer mit einem Knaben geht, ihre rechte Brust schon nach zwei Monaten voller und dabei härtlich sein. Bei einem Mädchen hingegen nimmt die linke Brust vorzugweise zu, bleibt aber dabei weichlich. Ein sehr sicheres Kennzeichen ist auch dieß:
Man streue pulverisierte Schneckenhäuser in den Urin der schwangeren Person. Geht sie mit einem Knaben, so sinkt das Pulver nieder, schwimmt es oben, so wird ein Mädchen von ihr geboren werden.

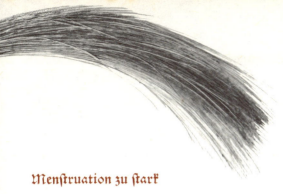

Menstruation zu stark

Man nehme ein Stück Leinwand, benetze sie mit dem Blute der Menstruierenden und werfe die Leinwand in das Feuer. Die Menstruation wird ihren gehörigen Verlauf nehmen.

Für Fruchtbarkeit des Weibes

Sorge, eine Meeresmuschel aus südlichen Ozeanen zu haben, Karimuschel genannt. Diese, auf bloßem Leibe um den Hals getragen, hilft dem Weibe, fruchtbar zu sein.

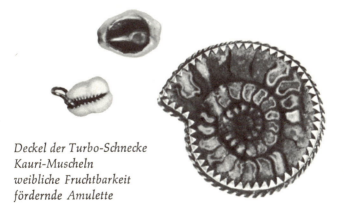

Deckel der Turbo-Schnecke
Kauri-Muscheln
weibliche Fruchtbarkeit
fördernde Amulette

Hilft den Schwangeren

So schwangere Weibspersonen blaue Adern an den
Beinen haben und dicke Füße, bestreiche man selbige mit einer Salbe, die aus 12 Loth Bohnenmehl,
2 Pfund getrockneten Geißbohnen oder Ziegen-
mist, einer Maaß Essing, darin drei Malen glühendes Eisen gelöscht worden ist. Auch wird die Wirkung unterstützt, so man zwei Hände voll frischen
Taubenkoth zu gleicher Zeit unter den Nabel ver-
streichet und trocknen läßt.

Fruchtbar zu werden

So der Mann meint, nicht gut fruchtbar zu sein,
nehme er vom Marder einen Knochen aus dem
Vorderfuße. Dieses Marderbein wird drei Stunden
gesotten, so daß alles Fleisch von ihm falle. Sodann
ständig bei sich getragen, wird es dem Manne
Fruchtbarkeit bringen. Es ist erprobt.

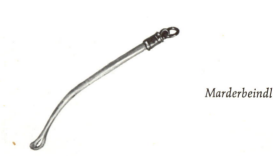

Marderbeindl

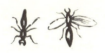

Geziefer und Ungeziefer

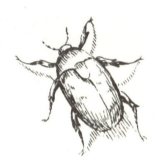

Flöhe zu vertreiben

Bestreiche ein Brett oder einen Stock mit Fuchs- oder Igelschmalz; es werden alle Flöhe, die sich im Zimmer oder in einer Schlafkammer befinden, herbei kommen und sich darauf setzen, wo sie alsdann leicht getödtet oder entfernt werden können. Oder man kann auch Bockblut in einer Schüssel unter das Bett stellen, wo sie sich sammeln und ersäufen.

Ratten und anderes Geziefer zu vertreiben

Die Asche vom Stroh, auf dem ein Mann gestorben ist, streue man bei der Hausthüre aus, auch in Räumen, die von Ratten und Mäusen heimgesucht werden. Die Plage wird schwinden. Hilft auch im Garten gegen Raupen an den Bäumen.

Beliebig Flöhe zu erzeugen

Man grabe am Fuße einer Mauer ein flaches Loch. Achte, daß die Stelle nur nachmittags von der Sonne getroffen werde. Hierhin schütte Sägespäne von Kiefernholz, die mit Urin von drei Männern getränkt sind. Ein Brett aus einem Krautfass darübergelegt, soll alles zwei Wochen unberührt liegen bleiben. Hernach wird man an der Stelle viele Flöhe finden, die man so erzeugt hat.

Von Wespen und anderen giftigen Tieren gestochen

Den Biß oder Stich eines giftigen Tieres lindert man, so man bei einem Metzger viele fette Fleischfliegen fängt und sie zu Mus zerdrückt. Dieses Mus auf die schmerzende Stelle gestrichen, wird gewiß bald helfen.

Gegen Ungeziefer am Körper

Guter Schutz vor Läus, Flöhen und anderem Ungeziefer, so am Körper schmarotzt, ist die Elefantenlaus. Zu haben bei kundigen Händlern und stets bei sich zu tragen.

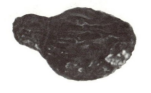

Elefantenlaus

Teufelsdreck

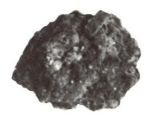

Der Verlag bedankt sich sehr bei allen, die zum Entstehen dieses Büchleins beitrugen: Aus dem Besitz von FRAU MARGARETE SCHENKL-BREIHERR, Passau, wurden uns die Original-Aufzeichnungen von Balthasar Kappauf zur Verfügung gestellt, die der Herausgeber nach weiteren Unterlagen ergänzte.
Für die Beschaffung von Quellenmaterial sei Frau DIPL.-BIBL. P. WACHTFEICHTL, Staatsbibliothek Passau gedankt.
Die Leiter der Heimathäuser Schärding/Oberösterreich, Ried im Innkreis und Braunau am Inn – die Herren DR. ENGL, J. MADER UND AUER – unterstützten Herausgeber und Illustrator mit Rat und Tat. Auch ihnen an dieser Stelle vielen Dank!

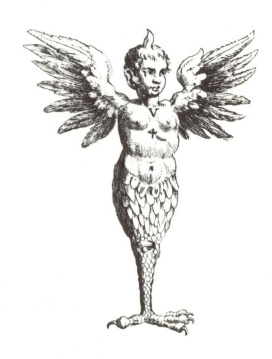